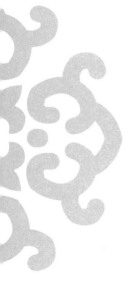

清·竹林寺僧　撰

董少萍　整理

中医临床必读丛书重刊

竹林寺女科秘传

人民卫生出版社

·北京·

图书在版编目（CIP）数据

竹林寺女科秘传 /（清）竹林寺僧撰；董少萍整理
．—北京：人民卫生出版社，2023.3
（中医临床必读丛书重刊）
ISBN 978-7-117-34499-9

Ⅰ.①竹… Ⅱ.①竹…②董… Ⅲ.①中医妇产科学
–中国–清代 Ⅳ.①R271

中国国家版本馆 CIP 数据核字（2023）第 046204 号

人卫智网	**www.ipmph.com**	医学教育、学术、考试、健康，
		购书智慧智能综合服务平台
人卫官网	**www.pmph.com**	人卫官方资讯发布平台

中医临床必读丛书重刊

竹林寺女科秘传

Zhongyi Linchuang Bidu Congshu Chongkan

Zhulinsi Nüke Michuan

撰　　者：清·竹林寺僧
整　　理：董少萍
出版发行：人民卫生出版社（中继线 010-59780011）
地　　址：北京市朝阳区潘家园南里 19 号
邮　　编：100021
E - mail：pmph @ pmph.com
购书热线：010-59787592　010-59787584　010-65264830
印　　刷：北京市艺辉印刷有限公司
经　　销：新华书店
开　　本：889×1194　1/32　印张：3.75
字　　数：58 千字
版　　次：2023 年 3 月第 1 版
印　　次：2023 年 5 月第 1 次印刷
标准书号：ISBN 978-7-117-34499-9
定　　价：20.00 元

打击盗版举报电话：010-59787491　E-mail：WQ @ pmph.com
质量问题联系电话：010-59787234　E-mail：zhiliang @ pmph.com
数字融合服务电话：4001118166　E-mail：zengzhi @ pmph.com

重刊说明

　　中医药学是中华民族的伟大创造,是中国古代科学的瑰宝,也是打开中华文明宝库的钥匙,为中华民族繁衍生息做出了巨大贡献,对世界文明进步产生了积极影响。中华五千年灿烂文化,"伏羲制九针""神农尝百草",中医经典著作作为中医学的重要组成部分,是中医药文化之源、理论之基、临床之本。为了把这些宝贵的财富继承好、发展好、利用好,人民卫生出版社于2005年推出了《中医临床必读丛书》(简称《丛书》)(105种),随后于2017年推出了《中医临床必读丛书》(典藏版)(30种),丛书出版后深受读者欢迎,累计印制近900万册,成为了中医药从业人员和爱好者的必读经典。

　　毋庸置疑,中医古籍不仅是中医理论的基础,更是中医临床坚强的基石,提高临床疗效的捷径。每一位中医从业者,无不是从中医经典学起的。"读经典、悟原理、做临床、跟名师、成大家"是中医成才的必要路径。为了贯彻落实党的二十大报告指出的促进中医药传承创新发展和《关于推进新时代古籍工作的意见》

要求，传承中医典籍精华，同时针对后疫情时代中医药在护佑人民健康方面的重要性以及大众对于中医经典的重视，我们因时因势调整和完善中医古籍出版工作，因此，在传承《丛书》原貌的基础上，对105种图书进行了改版，推出《中医临床必读丛书重刊》（简称《重刊》）。为了便于读者阅读，本版尽量保留原版风格，并采用双色印刷，将"养生类著作"单列，对每部图书的导读和相关文字进行了更新和勘误；同时邀请张伯礼院士和王琦院士为《重刊》作序，具体特点如下：

1. **精选底本，校勘严谨**　每种古籍均由各科专家遴选精善底本，加以严谨校勘，为读者提供精准的原文。在内容上，考虑中医临床人员的学习需要，一改过去加校记、注释、语译等方式，原则上只收原文，不作校记和注释，类似古籍的白文本。对于原文中俗体字、异体字、避讳字、古今字予以径改，不作校注，旨在使读者在研习之中渐得旨趣，体悟真谛。

2. **导读要览，入门捷径**　为了便于读者学习和理解，每本书前撰写了导读，介绍作者生平、成书背景、学术特点，重点介绍该书的主要内容、学习方法和临证思维方法，以及对临床的指导意义，对书的内容提要钩玄，方便读者抓住重点，提升学习和临证效果。

3. **名家整理，打造精品**　《丛书》整理者如余瀛鳌、钱超尘、郑金生、田代华、郭君双、苏礼等大部分专家都参加了我社20世纪80年代中医古籍整理工作，他们拥有珍贵而翔实的版本资料，具备较高的中医古籍文献整理水平与丰富的临床经验，是我国现当代中医古籍文献整理的杰出代表，加之《丛书》在读者心目中的品牌形象和认可度，相信《重刊》一定能够历久弥新，长盛不衰，为新时代我国中医药事业的传承创新发展做出更大的贡献。

主要分类和具体书目如下：

 经典著作

《黄帝内经素问》　　《金匮要略》

《灵枢经》　　　　　《温病条辨》

《伤寒论》　　　　　《温热经纬》

 诊断类著作

《脉经》　　　　　　《濒湖脉学》

《诊家枢要》

 通用著作

《中藏经》　　　　　《三因极一病证方论》

《伤寒总病论》　　　《素问病机气宜保命集》

《素问玄机原病式》　《内外伤辨惑论》

《儒门事亲》　　　　《石室秘录》

《脾胃论》　　　　　《医学源流论》

《兰室秘藏》　　　　《血证论》

《格致余论》　　　　《名医类案》

《丹溪心法》　　　　《兰台轨范》

《景岳全书》　　　　《杂病源流犀烛》

《医贯》　　　　　　《古今医案按》

《理虚元鉴》　　　　《笔花医镜》

《明医杂著》　　　　《类证治裁》

《万病回春》　　　　《医林改错》

《慎柔五书》　　　　《医学衷中参西录》

《内经知要》　　　　《丁甘仁医案》

《医宗金鉴》

◆4 各科著作

(1) 内科

《金匮钩玄》　　　　　　　《张氏医通》

《秘传证治要诀及类方》　　《张聿青医案》

《医宗必读》　　　　　　　《临证指南医案》

《医学心悟》　　　　　　　《症因脉治》

《证治汇补》　　　　　　　《医学入门》

《医门法律》　　　　　　　《先醒斋医学广笔记》

《温疫论》 《串雅内外编》

《温热论》 《医醇賸义》

《湿热论》 《时病论》

（2）外科

《外科精义》 《外科证治全生集》

《外科发挥》 《疡科心得集》

《外科正宗》

（3）妇科

《经效产宝》 《傅青主女科》

《女科辑要》 《竹林寺女科秘传》

《妇人大全良方》 《济阴纲目》

《女科经纶》

（4）儿科

《小儿药证直诀》 《幼科发挥》

《活幼心书》 《幼幼集成》

（5）眼科

《秘传眼科龙木论》 《眼科金镜》

《审视瑶函》 《目经大成》

《银海精微》

（6）耳鼻喉科

《重楼玉钥》 《喉科秘诀》

《口齿类要》

(7) 针灸科

《针灸甲乙经》　　　　《针灸大成》

《针灸资生经》　　　　《针灸聚英》

《针经摘英集》

(8) 骨伤科

《永类钤方》　　　　　《世医得效方》

《仙授理伤续断秘方》　《伤科汇纂》

《正体类要》　　　　　《厘正按摩要术》

❺ 养生类著作

《寿亲养老新书》　　　《老老恒言》

《遵生八笺》

❻ 方药类著作

《太平惠民和剂局方》　《得配本草》

《医方考》　　　　　　《成方切用》

《本草原始》　　　　　《时方妙用》

《医方集解》　　　　　《验方新编》

《本草备要》

人民卫生出版社

2023 年 2 月

序 一

党的二十大报告提出,把马克思主义与中华优秀传统文化相结合。中医药学是中国古代科学的瑰宝,也是打开中华文明宝库的钥匙。当前,中医药发展迎来了天时、地利、人和的大好时机。特别是近十年来,党中央、国务院密集出台了一系列方针政策,大力推动中医药传承创新发展,其重视程度之高、涉及领域之广、支持力度之大,都是前所未有的。"识势者智,驭势者赢",中医药人要乘势而为,紧紧把握住历史的机遇,承担起时代的责任,增强文化自信,勇攀医学高峰,推动中医药传承创新发展。而其中人才培养是当务之急,不可等闲视之。

作为中医药人才成长的必要路径,中医经典著作的重要性毋庸置疑。历代名医先贤,无不熟谙经典,并通过临床实践续先贤之学,创立弘扬新说;发皇古义,融会新知,提高临床诊治水平,推动中医药学术学科进步,造福于黎庶。孙思邈指出:"凡欲为大医,必须谙《素问》《甲乙》《黄帝针经》……"李东垣发《黄帝内经》胃气学说之端绪,提出"内伤脾胃,百病由生"的观点,一部《脾胃论》成为内外伤病证辨证之圭臬。经典者,路志正国医大师认为:原为"举一纲而万目张,解一卷而众篇明"之作,经典之所以奉为经典,一是经过长时间的临床实践检验,具有明确的临床指导作用和理论价值;二是后代医家在学术流变中,不断诠释、完善并丰富了其内涵与外延,使其与时俱进,丰富和发展了理论。

如何研习经典,南宋大儒朱熹有经验可以借鉴:为学之道,莫先于穷理;穷理之要,必在于读书;读书之法,莫贵于循序而致精;而致精之本,则又在于居敬而持志。读朱子治学之典,他的《观书有感》诗歌可为证:"半亩方塘一鉴开,天光云影共徘徊。问渠那得清如许?为有源头活水来。"可诠释读书三态:一是研读经典关键是要穷究其理,理在书中,文字易懂但究理需结合临床实践去理解、去觉悟;更要在实践中去应用,逐步达到融汇贯通,圆机活法,亦源头活水之谓也。二是研读经典当持之以恒,循序渐进,读到豁然以明的时候,才能体会到脑洞明澄,如清澈见底的一塘活水,辨病识证,仿佛天光云影,尽映眼前的境界。三是研读经典者还需有扶疾治病、济世救人之大医精诚的精神;更重要的是,读经典还需怀着敬畏之心去研读赏析,信之用之日久方可发扬之;有糟粕可弃用,但须慎之。

在这次新型冠状病毒感染疫情的防治中,疫病相关的中医经典发挥了重要作用,2020年疫情初期我们通过流调和分析,明确了新型冠状病毒感染是以湿毒内蕴为核心病机、兼夹发病为临床特点的认识,有力指导了对疫情的防治。中医药早期介入,全程参与,有效控制转重率,对重症患者采取中西医结合救治,降低了病死率,提高了治愈率。所筛选出的"三药三方"也是出自古代经典。在中医药整建制接管的江夏方舱医院中,更是交出了564名患者零转重、零复阳,医护零感染的出色答卷。中西医结合、中西药并用成为中国抗疫方案的亮点,是中医药守正创新的一次生动实践,也为世界抗疫贡献了东方智慧,受到世界卫生组织(WHO)专家组的高度评价。

经典中蕴藏着丰富的原创思路,给人以启迪。青蒿素的发明即是深入研习古典医籍受到启迪并取得成果的例证。进入新时代,国家药品监督管理部门所制定的按古代经典名方目录管理的中药复方制剂,基于人用经验的中药复方制剂新药研发等相关政策和指导原则,也助推许多中医药科研人员开始从古典医籍中寻找灵感与思路,研发新方新药。不仅如此,还有学者从古籍中梳理中医流派的传承与教育脉络,以传统的人才培养方法与模式为现代中医药教育提供新的借鉴……可见中医药古籍中的内容对当代中医药科研、临床与教育均具有指导作用，应该受到重视与研习。

　　我们欣慰地看到，人民卫生出版社在 20 世纪 50 年代便开始了中医古籍整理出版工作，先后经过了影印、白文版、古籍校点等阶段，经过近 70 年的积淀，为中医药教材、专著建设做了大量基础性工作；并通过古籍整理，培养了一大批中医古籍整理名家和专业人才，形成了"品牌权威、名家云集""版本精良、校勘精准""读者认可、历久弥新"等鲜明特点，赢得了广大读者和行业内人士的普遍认可和高度评价。2005年，为落实国家中医药管理局设立的培育名医的研修项目，精选了 105 种中医经典古籍分为三批刊行，出版以来，重印近千万册，广受读者欢迎和喜爱。"读经典、做临床、育悟性、成明医"在中医药行业内蔚然成风，可以说这套丛书为中医临床人才培养发挥了重要作用。此次人民卫生出版社在《中医临床必读丛书》的基础上进行重刊，是践行中共中央办公厅、国务院办公厅《关于推进新时代古籍工作的意见》和全国中医药人才工作会议精神，以实际行动加强中医古籍出版工作，注重古籍资源转化利用，促进中医药传承创新发展的重要举措。

经典之书,常读常新,以文载道,以文化人。中医经典与中华文化血脉相通,是中医的根基和灵魂。"欲穷千里目,更上一层楼",经典就是学术进步的阶梯。希望广大中医药工作者乃至青年学生,都要增强文化自觉和文化自信,传承经典,用好经典,发扬经典。

有感于斯,是为序。

中国工程院院士　国医大师
天津中医药大学　名誉校长　张伯礼
中国中医科学院　名誉院长
　　2023 年 3 月于天津静海团泊湖畔

序 二

中医药典籍浩如烟海，自先秦两汉以来的四大经典《黄帝内经》《难经》《神农本草经》《伤寒杂病论》，到隋唐时期的著名医著《诸病源候论》《备急千金要方》，宋代的《经史证类备急本草》《圣济总录》，金元时期四大医家刘完素、张从正、李东垣和朱丹溪的著作《素问玄机原病式》《儒门事亲》《脾胃论》《丹溪心法》等，到明清之际的《本草纲目》《医门法律》等，中医古籍是我国中医药知识赖以保存、记录、交流和传播的根基和载体，是中华民族认识疾病、诊疗疾病的经验总结，是中医药宝库的精华。

中华人民共和国成立以来，在中医药、中西医结合临床和理论研究中所取得的成果，与中医古籍研究有着密不可分的关系。例如中西医结合治疗急腹症，是从《金匮要略》大黄牡丹汤治疗肠痈等文献中得到启示；小夹板固定治疗骨折的思路，也是根据《仙授理伤续断秘方》等医籍治疗骨折强调动静结合的论述所取得的；活血化瘀方药治疗冠心病、脑血管意外和闭塞性脉管炎等疾病的疗效，是借鉴《医林改错》

15

等古代有关文献而加以提高的；尤其是举世瞩目的抗疟新药青蒿素，是基于《肘后备急方》治疟单方研制而成的。

党的二十大报告提出，深入实施科教兴国战略、人才强国战略。人才是全面建设社会主义现代化国家的重要支撑。培养人才，教育要先行，具体到中医药人才的培养方面，在院校教育和师承教育取得成就的基础上，我还提出了书院教育的模式，得到了国家中医药管理局和各界学者的高度认可。王琦书院拥有115位两院院士、国医大师的强大师资阵容，学员有岐黄学者、全国名中医和来自海外的中医药优秀人才代表。希望能够在中医药人才培养模式和路径方面进行探索、创新。

那么，对于个人来讲，我们怎样才能利用好这些古籍，来提升自己的临床水平？我以为应始于约，近于博，博而通，归于约。中医古籍博大精深，绝非只学个别经典即能窥其门径，须长期钻研体悟和实践，精于勤思明辨、临床辨证，善于总结经验教训，才能求得食而化，博而通，通则返约，始能提高疗效。今由人民卫生出版社对《中医临床必读丛书》（105种）进行重刊，我认为是件非常有意义的事，《重刊》校勘严谨，每本书都配有导读要览，同时均为名家整理，堪称精品,是在继承的基础上进行的创新,这无疑对提高临床疗效、推动中医药事业的继承与发展具有积极的促进作用,因此,我们也会将《重刊》列为书院教学尤其是临床型专家成长的必读书目。

韶光易逝,岁月如流,但是中医人探索求知的欲望是亘古不变的。我相信,《重刊》必将对新时代中医药人才培养和中医学术发展起到很好的推动作用。为此欣慰之至,乐为之序。

中国工程院院士　国医大师　王琦

2023 年 3 月于北京

原　序

中医药学是具有中国特色的生命科学,是科学与人文融合得比较好的学科,在人才培养方面,只要遵循中医药学自身发展的规律,把中医理论知识的深厚积淀与临床经验的活用有机地结合起来,就能培养出优秀的中医临床人才。

百余年西学东渐,再加上当今市场经济价值取向的影响,使得一些中医师诊治疾病常以西药打头阵,中药作陪衬,不论病情是否需要,一概是中药加西药。更有甚者不切脉、不辨证,凡遇炎症均以解毒消炎处理,如此失去了中医理论对诊疗实践的指导,则不可能培养出合格的中医临床人才。对此,中医学界许多有识之士颇感忧虑而痛心疾首。中医中药人才的培养,从国家社会的需求出发,应该在多种模式、多个层面展开。当务之急是创造良好的育人环境。要倡导求真求异、学术民主的学风。国家中医药管理局设立了培育名医的研修项目,第一是参师襄诊,拜名师并制订好读书计划,因人因材施教,务求实效。论其共性,则需重视"悟性"的提高,医理与易理相通,重视易经相关理论的学习;还有文献学、逻辑学、生命科学原理与生物信息学等知识的学习运用。"悟性"主要体现在联系临床,提高思辨能力,破解疑难病例,获取疗效。再者是熟读一本临证案头书,研修项目精选的书目可以任选,作为读经典医籍研修晋级保底的基本功。第二是诊疗环境,我建议城市与乡村、医院与诊所、病房与门诊可以兼顾,总以多临证、多研讨为主。若参师三五位以上,年诊千例以上,必有上乘学问。第三是求真务实,"读经典做临床"关键在"做"字上苦下功夫,敢于置疑而后验证、诠释,进而创新,诠证创新自然寓于继承之中。

中医治学当溯本求源,古为今用,继承是基础,创新是归宿,认真继承中医经典理论与临床诊疗经验,做到中医不能丢,进而才是中医现代化的实施。厚积薄发、厚今薄古为治学常理。所谓勤求古训、融会新知,即是运用科学的临床思维方法,将理论与实践紧密联系,以显著的疗效,诠释、求证前贤的理论,于继承之中求创新发展,从理论层面阐发古人前贤之未备,以推进中医学科的进步。

综观古往今来贤哲名医,均是熟谙经典、勤于临证、发皇古义、创立新说者。通常所言的"学术思想"应是高层次的成就,是锲而不舍长期坚持"读经典做临床"，并且，在取得若干鲜活的诊疗经验基础上，应是学术闪光点凝聚提炼出的精华。笔者以弘扬中医学学科的学术思想为己任，绝不敢言自己有什么学术思想，因为学术思想一定要具备创新思维与创新成果，当然是在以继承为基础上的创新；学术思想必有理论内涵指导临床实践，能提高防治水平；再者，学术思想不应是一病一证一法一方的诊治经验与心得体会。如金元大家刘完素著有《素问病机气宜保命集》，自述"法之与术，悉出《内经》之玄机"，于刻苦钻研运气学说之后，倡"六气皆从火化"，阐发火热症证脉治，创立脏腑六气病机、玄府气液理论。其学术思想至今仍能指导温热、瘟疫的防治。严重急性呼吸综合征（SARS）流行时，运用玄府气液理论分析证候病机，确立治则治法，遣药组方获取疗效，应对突发公共卫生事件，造福群众。毋庸置疑，刘完素是"读经典做临床"的楷模，而学习历史，凡成中医大家名师者基本如此，即使当今名医具有卓越学术思想者，亦无例外。因为经典医籍所提供的科学原理至今仍是维护健康、防治疾病的准则，至今仍葆其青春，因此"读经典做临床"具有重要的现实意义。

值得指出，培养临床中坚骨干人才，造就学科领军人物是当务之急。在需要强化"读经典做临床"的同时,以唯物主义史观学习易理易道易图,与文、史、哲、逻辑学交叉渗透融合,提高"悟性",指导诊疗工作。面对新世纪,东学西渐是另一股潮流,国外学者研究老聃、孔丘、朱熹、沈括之学,以应对技术高速发展与理论相对滞后的矛盾日趋突出的现状。譬如老聃是中国宇宙论的开拓者,惠施则注重宇宙中一般事物的观察。他解释宇宙为总包一切之"大一"与极微无内之"小一"构成,大而无外小而无内,大一寓有小一,小一中又涵有大一,两者相兼容而为用。如此见解不仅对中医学术研究具有指导作用,对宏观生物学与分子生物学的连接,纳入到系统复杂科学的领域至关重要。近日有学者撰文讨论自我感受的主观症状对医学的贡献和医师参照的意义;有学者从分子水平寻求直接调节整体功能的物质,而突破靶细胞的发病机制;有医生运用助阳化气、通利小便的方药同时改善胃肠症状,治疗幽门螺杆菌引起的胃炎;还有医生使用中成药治疗老年良性前列腺增生,运用非线性方法,优化观察指标,不把增生前列腺的直径作为唯一的"金"指标,用综合量表评价疗效而获得认许,这就是中医的思维,要坚定地走中国人自己的路。

人民卫生出版社为了落实国家中医药管理局设立的培育名医的研修项目,先从研修项目中精选20

种古典医籍予以出版，余下 50 余种陆续刊行，为我们学习提供了便利条件，只要我们"博学之，审问之，慎思之，明辨之，笃行之"，就会学有所得、学有所长、学有所进、学有所成。治经典之学要落脚临床，实实在在去"做"，切忌坐而论道，应端正学风，尊重参师，教学相长，使自己成为中医界骨干人才。名医不是自封的，需要同行认可，而社会认可更为重要。让我们互相勉励，为中国中医名医战略实施取得实效多做有益的工作。

王永炎

2005 年 7 月 5 日

导　读

《竹林寺女科秘传》一卷，又名《济阴至宝录》《妇科秘方》，是一部具有较高临床实用价值的妇科专著。书中分别对月经病、血崩、带下、妊娠、护胎、产后病以及妇科杂症等做了详细论述。论后附方，所例方药多为世代相传之效验者，其中有些方药仍为现代临床所常用。

一、《竹林寺女科秘传》与作者

《竹林寺女科秘传》为清代竹林寺僧传女科著作之一。竹林寺位于浙江省杭州市萧山区，据传自五代后晋建寺后，寺中僧人有善医女科病证者，并逐代相传，闻名于世，所授女科著作，均秘不外传，自清初以后，始有传抄的各种刊本行世。但书名与内容、体例均有较大的出入，种类亦多达30余种。《竹林寺女科秘传》即为传本之一。

该书成书并刊于清乾隆六十年(1795)。是书1卷，分15个门类，共论述月经40症、血崩并赤白带下诸症、胎前38症、产后19症、乳门15症等。每门分论病证,论后附方。所载诸方多系代代相传之效验者。其方药切当,颇多可取之处。现存清乾隆六十年云南夏晴岚刻本、清道光元年刻本等刊本。

二、《竹林寺女科秘传》的学术特点及其对临床的指导意义

《竹林寺女科秘传》对于中医妇科疾病的认识与治疗,都具有独到之处,其中有些方药仍为现代妇科所常用。

1. 对月经病的认识与治疗

本书认为月经病的产生,主要有机体的正气不足,阴阳失调,气血虚弱,复感寒热等,导致气血不和,脏腑损伤,冲任失调所致。书中例举月经病症40种,详细阐述了月候不调、行经前后诸证、经色异常等病证的证治,其间颇多创见。如调经专以理气补心脾为主,认为:因脾土不胜,不思饮食,血衰经水或在后,次月饮食多进则经水又在前,此种症状,不须调经,只宜理脾。可见其论述简明扼要,切合实用。其后另附血块气痛等病症的证治。

2. 对妊娠病的认识与治疗

妇女在妊娠期间,发生与妊娠有关的疾病,称妊

娠病,也称胎前病。该书详细论述了胎前诸证的病机方治,认为妊娠病的病因病机有胎儿及母体两个方面的因素,所以治疗原则一般为治病与安胎并举。需要注意的是,在治疗中必须辨明是母病影响及胎儿,或胎病影响及母体,分清标本,辨证施治。但无论是母病及胎或是胎病及母,都首先要顾护胎元,注意安胎,这是治疗胎前病的基本原则。该书共例举了 38 种胎前病证及证治,又增补护胎法 23 种。对现代养胎护胎及妊娠病的治疗,有一定的参考价值。

3. 对产后症的认识与治疗

妇女在产后百日以内发生与分娩有关的疾病,称为产后病。该书详细论述了因临产失血耗气,引起的气血不足;因恶露未尽,所致瘀血内阻,气机不利;以及因产后体虚,导致外感六淫,内伤七情,饮食和房事所伤等诸疾。提出治当补虚与祛邪并用,书中所例方药,可择精而用。

三、如何学习应用《竹林寺女科秘传》

《竹林寺女科秘传》是一部具有一定实用价值的妇科著作,其内容丰富翔实,析分诸证,详其方治。学习应用该书,对书中的方药可结合临床实践,参考应用。特别需要注意的是，书中的方药多为师承相传，难免有些不科学甚或荒谬之处，学习应用时应须鉴别，区别对待。

董少萍

2006 年 4 月

整理说明

  《竹林寺女科秘传》是一部有一定临床价值的妇科专著。共一卷,十五个门类,所论内容十分丰富,包括月经病、血崩、带下、种子、胎前、难产、产后、妇科杂症等方面。较为详尽地论述了妇科各种病证的病因、病机、病症、方药等,是中医妇科中一部不可多得的诊疗验方集。

  由于该书是由竹林寺僧师世代相传秘授的一部妇科专著,经世代传抄,有多种刊本行世。且书中难免产生讹错。为了更好地发挥本书的作用,挖掘其使用价值,特对其做必要的校勘整理。现将校勘整理的有关问题说明如下:

  1. 本次整理以校勘为主,本书的校勘方法,以对校、本校、他校、理校四种方法进行。以清代同治李光明庄刻本为底本,以清抄本为主校本。

  凡底本中的明显错别字,予以径改,不出校。凡异体字、古今字及俗写字,均以现代常用字律齐,亦不出校。对某些通假字,则尽量恢复本字。

  2. 凡底本与校本出现异文时,若属底本错脱衍倒者,均据校本给予改补删移。明显错误者予以径改,不出校。

3. 对本书目录参照正文标题,不一致之处,均作核改,谨此说明。

4. 为统一本书体例,将药物组成前未列方名者,依文义补上。

5. 将本书方剂以笔画为序作索引,附于书后,便于读者查阅。

由于编者水平有限,收集资料尚有不足,不当之处,亦或难免,敬请同道示教。

序

　　《汉书·艺文志》载《妇人婴儿方》十九卷,此妇科专书所由昉矣。《唐书·艺文志》载《杨氏产乳集验方》三卷,此产科专书所由昉矣。《金匮要略》中,治妇人之方,尝别录单行。《千金要方》列妇人、妊娠于首,无非以广生达生为重而已。《妇科秘方》一书萧山竹林寺老僧传诸异人,夏晴岚少府借录于还俗僧范某。而西湖春崖氏刻于云南者也。《胎产护生篇》一书,淮南李小有长科得前明漳州颜壮其茂猷所序,四明卜氏所传。《产家要诀》益以家藏良方,复请程还九及当湖陆予绵锡禧、京口何继充、何嗣充、昆陵杨季衡启凤为之参定。而清源林恕菴秀、于东长泰先后刻之者也。道光己丑庚寅间,梅氏合刻此二书,并增补数十方于《妇科秘方》之内。咸丰辛酉,其板重刊。而流播未广,勒少仲、方伯与文澜购得是书,喜其详瞻分明,便于检阅,因复授梓,以广其传,剞劂告成。爰骡括旧序之要语,以志缘起,俾阅者咸知,功效久著,惠济良多,庶几宇内风行,引仁术于勿替焉。

目

录

月经四十症

一症　月经前期

其症经前血来如胆水，五心作热，小腹腰痛，面色痿黄，不思饮食，乃气虚也。先用黄芩散退其烦热，后用调经丸。次月色胜而愈。

黄芩散

黄芩六分　川芎八分　当归　白芍　苍术各一钱　甘草三分　知母　花粉各五分

水一碗，煎七分，温服。

调经丸

三棱　莪术　白芍　生地各一钱　元胡　茯苓各一两　川芎八分　小茴八分　八角八分　乌药八分　熟地一钱　砂仁五分　香附一两二钱　秦归一钱

共为细末，米糊为丸，如桐子大。不拘时，酒下一百丸。

二症　月经后期

其症经来如屋漏水，头昏目暗，小便作痛，更兼白带，喉中臭如鱼腥，恶心吐逆。先用理经四物汤，次用内补当归丸。次月即愈。

理经四物汤

川芎　生地　白术　柴胡　当归　香附　元胡
各一钱　白芍　三棱各八分　黄芩八分

水一碗,煎七分,临卧服。

如有白带加小茴一钱。

内补当归丸

当归　川断　黄肉　蒲黄炒黑　白芷　厚朴
茯苓　苁蓉各一两　阿胶一两　甘草　干姜各五钱
川芎八钱　熟地一两五钱　制附子三钱

共为末,炼蜜丸,如桐子大。空心,酒下八十丸。

三症　经来或前或后

此症因脾土不胜,不思饮食,由此血衰,经水或
在后。次月饮食多进,经水又在前。不须调经,只
宜理脾。脾土胜,血旺气匀,自然经水应期。当服紫
金丸。

紫金丸

陈皮五钱　红豆六钱　良姜　莪术　乌药各八钱
槟榔六钱　枳壳八钱　砂仁六钱　三棱一两

共为细末,米糊为丸,如桐子大。食后,米汤送
一百丸。或加小茴六钱,香附四两,酒、醋各二两,
制服。

四症　血虚发热

此症因妇人性急于行经时房事,触伤胁中,结一块如鸡子大,在左右两胁。月水不行,五心发热,目暗头昏,咳嗽生痰,先用逍遥散止其热,次用紫菀汤止其嗽。若过半年,则无救矣。

逍遥散

秦归　白术各八分　地骨皮一钱　柴胡八分　黄芩六分　薄荷四分　胆草五分　石莲肉一个　花粉八分白芍八分

水煎七分,空心服。

紫菀汤

阿胶炒,研,八分,冲服　北五味五分　贝母去心紫菀去壳　苏子炒,研,八分　杏仁去皮尖,一钱五分桑白皮蜜炙,一钱　知母炒,一钱　枳实一钱　桔梗八分款冬花六分

水一碗,煎七分,临卧服。

五症　经闭发热

此症因行经时及产后,食生冷水果等物所致。盖血见水则凝滞,初起三日,生寒作热,五心烦热,脾土不胜。若半年一载不治,变作骨蒸。子午发热,潮热,肌肉削瘦,泄泻不止,恐难保矣。须照前症逍遥散、紫

菀汤治之。倘病人重甚,用鸦片三厘,调甘草汤送下,有起死回生之功。方见前。

六症　经行气痛

此症经来一半,气虚作泻,乃血未尽,腹中作痛,变发潮热。或竟亦不发热。当用红花散,破其余血,则热止痛安。

红花散

红花炒　牛膝　当归　苏木各一钱　三棱八分莪术八分　枳壳六分　赤芍八分　川芎五分

水煎服。

七症　经来不止

此症经来或半月或十日不止,乃血热妄行。当审其妇曾吃椒、姜、热物过度,是为实症。用金狗散治之。

金狗散

川断　地榆　阿胶炒成珠　白芷　金毛狗脊各一钱白芍　川芎　黄芩炒,各一钱　熟地二钱

水煎服,一贴。

八症　经来如黄水

此症乃虚症,不可服凉药,用加味四物汤,以暖其

经,和其血。次月,血胜而愈。

加味四物汤

川芎　当归　乌药　元胡各一钱　白芍　小茴
炒,各八分　熟地二钱

姜三片,枣二枚,水一碗,煎七分,空心服。

九症　经来如绿水

此症全无血色,乃大虚大冷,不可用凉药,用乌鸡
丸,服至半月,非但病愈,而且有孕矣。

乌鸡丸

天雄　附子　当归各三钱　鹿茸　山药　苁蓉
肉桂　茯苓各一两　蒲黄炒黑　白芍　萸肉各一两
熟地五钱　川芎五钱　乌鸡肉酒蒸,三两

共为末,米糊为丸,如桐子大,空心,酒下一百丸。

十症　经来白色

此症竟无血色,五心烦热,小便作痛,面色青黄,
乃血气虚也。亦宜用乌鸡丸服之。若服半月,定然
有孕。

十一症　经水成块,葱白色,又如猪血黑色

此症头昏,目暗,唇淋,乃虚症也,切勿用凉药。

急宜用内补当归丸。方见第二症。

十二症　经来臭如夏月之腐

此系身衰血弱，更伤热物所致。旧血少，新血不接，则臭如夏月之腐。譬如沟渠积久，无雨则臭也。宜用龙骨丸立效。

龙骨丸

龙骨　螵蛸　牡蛎　生地各一钱　当归　川芎
茯苓各八分　黄芩六分　白芍八分

炼蜜为丸，如弹子大。空心，酒下一丸。

十三症　经来不止，如鱼脑髓

此症两足疼痛，不能动履。乃下元虚冷，更兼风邪所致。宜用甦风止痛散。

甦风止痛散

天麻　僵蚕　乌药　牛膝各一钱　石南藤　独活
紫荆皮　当归　乳香各一钱　川芎五分　骨碎补一钱，研
姜三片，葱二根，水煎服。

十四症　经来如牛膜片

此症经来不止，兼如牛膜片色样，昏倒在地。乃气结成也。其症虽惊其人，无事用，朱雄丸立效。

朱雄丸

朱砂二钱　茯苓一两

共为末,水和为丸,如梧桐子大,姜汤送下五十丸。

十五症　经来下血胞

此症经来不止,或下血胞三五个,如鸡子大,似絮用刀割开,似石榴子。其妇昏迷,不省人事。服十全大补汤三五剂,立愈。

十全大补汤

川芎　白芍　人参　茯苓各八分　当归　白术
黄芪各一钱　肉桂五分　熟地二钱　甘草五分

姜三片,枣三枚,水一碗,煎七分。空心服,立效。

十六症　经来痛如刀割

此乃血门不通,人皆用八珍散,我用牛膝汤一剂,有功。

牛膝汤

牛膝三钱　乳香二钱　麝香一钱

水一碗半,入牛膝,煎至一碗。临服入乳香、麝香于内。空心,服一贴,即愈。

如火症,用朱砂六一散。

十七症　经来吊阴,痛不可忍

此症有筋二条,从阴吊至乳上,疼痛,身上发热。宜川练汤二贴,立愈。

川楝汤

猪苓　泽泻　白术　小茴炒　大茴炒　乌药　川楝子　延胡　乳香各一钱　木香　麻黄　槟榔各五分

姜、葱,水一碗煎。热服,汗发,立效。

十八症　经来未尽,潮热气痛

此症经来一半,觉口燥,小便痛,遍身潮热,头痛。皆因伤食并食冷物,血滞不能行,有瘀血在内,不可用补,只宜凉药。若痛用莪术散。

莪术散

莪术　三棱　红花　牛膝　苏子各一钱

水一碗,煎七分,空心服。

十九症　经来尽作痛

此症手足麻木。乃腹中虚冷,气血衰甚。用四物汤,立效。

四物汤

人参　川芎各一钱　当归一钱　杭芍一钱,酒炒

姜三片,枣二枚,水煎服。

二十症

经来小腹结成一块,如皂角一条,横过疼痛。此症不思饮食,面色青黄。急用元胡散治之。半月其块即消。

元胡散

元胡四钱　发灰三钱

共为末,酒调服。

二十一症

经来胁气痛,如痞一块在胁内,其血淡黄色。此症宜治块为先,用四物元胡汤,立愈。

四物元胡汤

川芎　当归　白芍各八分　熟地一钱五分　沉香三分　元胡一钱二分

加姜三片,水煎服。

或用:当归　川芎　元胡　白芍各四钱　沉香三钱

分作四剂,水煎服。或为末,老酒送下亦可。

二十二症　经来遍身疼痛

此症经来二三日,疼痛遍身者,乃寒邪入骨,或热或不热。宜解表,以乌药顺气散,发汗而安。

乌药顺气散

乌药　僵蚕　白芷　陈皮　枳壳各八分　炮姜
甘草各五分　麻黄四分

姜三片,葱一根,水煎服。

二十三症　触经伤寒

此症经来,忽然误食生冷。遍身潮热,痰气紧
满,恶寒,四肢厥冷。乃触经伤寒。急投五积散,
立效。

五积散

厚朴　陈皮　茯苓　白芷　枳壳各八分　川芎五分
半夏　香附各一钱　苍术　柴胡各四分　干姜五分
青皮六分　肉桂　紫苏梗　地骨皮各五分

姜三片,葱二根,水煎,热服。

二十四症　逆经上行

此症经从口鼻中出。因过食椒、姜、热毒之物所
致。用犀角地黄汤数贴,立愈。

犀角地黄汤

犀角　白芍　丹皮　枳实　黄芩各一钱　生地二钱
紫苏梗八分　橘红　甘草各三分　百草霜八分

水煎,空心服。

二十五症

经从口鼻中出,不行下而行上,五心发热,咳嗽气紧。当用红花散,七贴,推血下行。次用冬花散止咳嗽。服七贴,热去全安。

红花散

红花　苏木各八分　黄芩　花粉各六分

水煎,空心服。

冬花散

枳实　粟壳蜜炙　紫苏梗　苏子　紫菀　桑皮炒　知母各八分　石膏　杏仁各一钱　冬花蕊八分

水煎,空心服。

二十六症　逐日经来

此症经来,日有几点则止,过五日或十日又来几点。一日来三四次,面色青黄。先用胶艾汤二贴,次用紫金丸。次月即愈。

紫金丸,见第三症。

胶艾汤

川芎八分　熟地一钱　艾叶三钱　阿胶一钱,炒,研

枣三枚,空心,煎服。

二十七症　经来狂言,如见鬼神

此症经行时,或因家事触怒,气阻逆血攻心,不知人事,狂言谵语。先用麝香散宁其心,后用茯苓丸除根。

麝香散

麝香　辰砂　甘草各三分　木香五分　人参　紫苏梗　柴胡　茯神　远志去心,各八分

水煎,不拘时服。

茯苓丸

茯苓　茯神　远志去心,各八分　朱砂五分

猪心一个,米糊为丸,金银器煎汤,送下五十丸。

二十八症

经来常呕吐,不思饮食。宜用丁香散。

丁香散

丁香　干姜各五钱　白术一钱

共为末,清晨米汤送三匙。

二十九症　经来饮食后即吐

此症痰在心胸,隔住米谷,不思饮食。先用乌梅丸化去痰延,后用九仙夺命丹,立愈。

乌梅丸

朱砂　雄黄　木香各五钱　乳香　没药各一钱

草果一个

乌梅肉为丸,弹子大。每服,用黄酒化一丸,含之。

九仙夺命丹

豆豉　枳壳　木香　苍术　陈皮　山楂子_{各一钱}

草果一个　厚朴　茯苓_{各二钱}

共为末,姜汤调服。

三十症　经来遍身浮肿

此因脾土不能克化,故变为肿。宜用木香调胃散。

木香调胃散

木香　陈皮　甘草_{各三分}　三棱　莪术　木通_{各八分}　山楂_{八分}　红豆蔻_{三分}　香附　砂仁_{各一钱}　姜皮_{三分}　车前子_{一钱}　大腹皮_{八分}

水煎,空心服。

三十一症　经来泄泻,如乳儿屎者

此乃肾虚,不必治脾。用调中汤七贴,立效。

调中汤

人参　白术_{各八钱}　北五味　甘草_{各三钱}　干姜_{五分}

姜三片,水煎,空心服。

三十二症　经来痢疾，或前或后

此症月水将临，伤食椒、姜、鸡肉热毒之物，至五脏变作痢疾。诸药无效，宜用甘连汤三贴，如神。

甘连汤

甘草五钱　川连姜炒，二钱　干姜一钱

水煎，不拘时服。

三十三症　经来大小便俱出

此症名曰蹉经。因食热汤过度，多积而成。宜用五苓散，解热毒，调其阴阳，即安。

五苓散

猪苓　泽泻　白术　赤苓　川芎　阿胶炒　当归各一钱

水煎，空心服。

三十四症　经来咳嗽

此症喉中出血，乃肺燥金枯。即用茯苓汤，去其咳嗽，须用鸡苏丸，除根。

茯苓汤

茯苓　前胡　半夏　紫苏梗　枳实　陈皮　葛根各八分　当归　白芍　生地各一钱　人参　苏子各五分　甘草三分　桑皮六分

姜三片,空心,煎服。

鸡苏丸

萝卜子九升　川贝母四两

共为末,蜜为丸,如桐子大。空心,白滚水送五十丸。

三十五症　经来腹如鼓大

此症二三月不来,腹大如鼓。人皆以为有孕,一日崩下血来,血胞内有物,如虾子样,昏迷,不知人事。若体胜者,只服十全大补汤方见十五症可愈。如形瘦体虚者,十死无生。

三十六症　经来小便出白虫

此症经来血内出白虫如鸡肠大,满腹疼痛。治宜推虫于大便。先用追虫丸,后用建中汤补之。

追虫丸　此方必须认证,的确如口唇时红时白,呕恶腹痛,方是有虫。如口唇如常,腹不痛,慎勿乱服。

麝香五钱　槟榔　牵牛　续随子　甘遂　大戟各五钱　大黄二两　紫菀花五钱

共为末,面糊丸,如桐子大,多少岁用多少丸,酒送下。

建中汤

黄芪　肉桂　干姜各五钱　白芍一两

共为末,滚水下。

三十七症　经来潮热,旬日不思饮食

此症经来,胃气不开,故不思饮食。开胃为先,不必用别药,只用鸭血酒,即安。将白鸭头顶上取血,冲酒服之。

一云:鸭舌尖上取血,服之。

三十八症　女子经闭

夫室女,月水初行,血海不知保养,并将冷水洗手,血见冷即凝,不出血海,以致经闭。面色青黄,遍身浮肿。若作水肿治之,不效。宜用通经散,疏其血,消其肿。

通经散

三棱　莪术　赤芍　川芎　当归　紫菀花　刘寄奴各八分　穿山甲一片

米糊为丸,酒送下。

三十九症　经来吐蛔虫

此症经来寒热,四肢厥冷,大汗,吐蛔虫,痰气紧满,有死无生。可用使君子二十个,捶烂,火煨,茶送。

四十症　血山崩

若初起者,宜用十灰丸。崩久体虚者,宜用鸡子汤。如小腹痛,用加味四物汤,服之愈。方见第八症。

十灰丸

阿胶五钱　苎根　侧柏叶　棕榈　蕲艾　棉　绢胎发各一团　百草霜　白茅根各一钱

各烧灰,存性,为末,白滚水送下。

鸡子汤

鸡子三个　葱三根　姜一两

共捣如泥,以麻油锅内炒热,入老酒,去渣,热服。

增补经疾并血块气痛十症

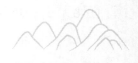

治经行腹痛。

桃仁七粒,水泡,去皮尖,研如泥　百草霜一钱,细研

无灰酒冲服。

治经来作痛。

老姜四两

捣汁,将姜渣入老酒二碗,锅内一蒸,取起,入姜汁服。发汗,立愈。

治经行三四日不止。

牛膝根入鸡腹内,甜酒煮吃。或红花煮酒,每临卧,常饮二三盅,效。

治月经逆行,血从口鼻中出者。

上好陈墨,水磨浓,一小盏,服之,其血立止。再,以归尾、红花各三钱,水半盅,煎八分。空心,温服,效。

治妇人室女,经脉不通神效方。

大黄烧,存性　生地各二钱

共为末,空心,老酒调服。

治妇人干血,气滞,调经丸。

川大黄四两

为末,盐、醋熬成膏丸,如芡实大。每服一丸,酒化开,临卧服。大便利,红脉自下,真仙方也。

或加香附,便利,红脉自下,真仙方也。

又方

加童便浸炒香附末二两,入膏为丸,桐子大,热酒下四十丸。

又方

治妇人血块,气痛甚者,爬床席,十指出血。

用川绵纹大黄一斤,作四份。四两酒煮七次,四两醋煮七次,四两童便煮七次,四两盐水煮七次。共晒干,合一处蒸之。如此蒸晒七次,为末用。当归、熟地各一两,拌,煎浓汁一碗,为丸,如桐子大。每遇心疼,气痛,用小茴香炒研七分,煎汤送下三十丸。有块者,一月之内下小小血粒,自此除根,不痛。

经血不通,红花汤下。

治血气、血积、血癖

用藕节、荷叶蒂各等分，为末。每服二钱七分，热酒调下。或煎服，不拘时，每日三服，大效。

治妇人痃癖及血气块等症神效。

用獖猪肝一具，可及十两者，以巴豆五十枚，去皮壳，入肝内，用盐、醋三碗，煮肝极烂。去巴豆不用，入京三棱末，调和干湿得宜，丸如桐子大。每服五丸，食前温酒送下。此方用巴豆，须分寒热。如寒症，遇暖而安，遇寒即痛。热症，口渴作干，饮水，不可服此方。

治妇人虚羸，有鬼胎，癥块，经血不通。

芫花三两，炒黄色

为末，每服一钱，桃仁煎汤下。

治妇女癥瘕，并男女痞块，诸药不效，神方。

冬青叶连枝，三十斤　蓼花十五斤

同入铜锅内，用水二三桶，煎至半桶，捞去渣，再用微火熬成膏，至半碗。取起，稍冷。加狼毒末五钱，樟脑三钱，真麝香一钱，共研极细，入膏内，搅匀，磁瓶收储。用细青布摊贴。

虽年深月久者，一贴即散，神效无比。至于流走污衣，洗之即去，勿以为嫌。但此药克伐，凡遇妇女必确知真是癥瘕,乃可摊贴。若系胎孕,万勿轻用。

又方

只用冬青叶一味,捣烂入酒糟,同炒热,包患处。冷则易之,四次即愈。

又方

獖猪肝见前。

血崩并赤白带下诸症

治血山崩,秘授神方

寻白毛黑肉雄鸡一只,吊死,水泡去毛并肠杂不用。将金樱子根洗净,切片,入鸡肚内。酒煮熟,去药,将鸡酒任意食之。即愈。

治血山崩,屡试屡验方

熟地　当归　白芍　阿胶蛤粉炒　荆芥穗　地榆各一钱　川芎五分

水一碗,煎七分,空心服。

治血山崩,经验效方

当归　白术　生条芩　金钗石斛各二钱

加艾叶三片,水三碗,煎七分,服之神效。

治血山崩秘方

火漆不拘多少,入无油锅溶化,炒黄黑色,候黑烟尽,白烟起,取出,研极细末。每服三钱,空心,好酒调服。至重不过三服,即愈。此方用漆,须周身退麸皮,方可用得。

治血山崩简易方

核桃仁十五枚,烧灰,存性,研末,作一服。空心,温酒调服,即止。

或生藕取汁,冲热酒服。或藕节七个,煎汤服。或莲蓬,煎汤服。俱效。

治血山崩初起方

用五灵脂末,半生半炒,每服二钱。温酒调下,能行血止血,极妙。

治肝经有风,血崩者,即验神方

防风去芦,炙赤,为末。每服三钱,酒煮白面汤,空心服。

治血崩晕倒,忽然暴下,血流盈盆。看看至死,或时崩不断,即服千金止血散。立效。

贯众检雌雄者一对,长者为雄,小而圆者为雌。共烧灰,存性,研为细末,黄酒送下。

治崩中,赤白带下

用墓头回一把,其草出河南。水酒、童便,各半盏。新红花一捻,煎七分,临卧服。近者一服,远者三服,其效如神。

治赤白带下，年久黄瘦不愈。服之一斤，止带成胎，并男子白浊。**神效方**。

荞麦粉一斤，炒黑为末，用鸡蛋清为丸，如桐子大。每服五十丸，空心，淡盐汤，或好酒下，晨夕二服。

治赤白带下，不能成孕者

服**收带丸**，神效方

香附<small>四两</small>　白芷<small>二两</small>　石硫黄<small>入豆腐，煮一昼夜，取硫黄一两。</small>

花椒共为末，蜜丸，桐子大。每服二钱，红米酒酿下。白滚水，亦可服此。经水调，带自止。

治赤白带下神效方

棉花子<small>炒焦，存性，一两</small>　柏子<small>炒焦，存性，三钱</small>

共为细末，空心，服三钱，黄酒调下。

治赤白带下，月经不行，不能育者

白矾　蛇床子<small>各等分，为末</small>

醋糊为丸，如弹子大。用绸包裹，线扎紧留线头尺许，引过笔管，送入玉户内三四寸。取出笔管，留线在外，定坐半日。俟热极，带线取出。等小便后，再换一丸，如前送入，良久，病囊随药而出，永除此患。

又方

鹿角煅，存性

为末，每用甜酒调服三钱。

治赤白带下

龟甲　鳖甲各醋炙，四两　牡蛎火煅，二两

共为末，醋糊为丸，如桐子大。早晚二次，温酒下三钱。

又方

赤者用红鸡冠花，白者用白鸡冠花。每早擂碎，冲甜酒，去花饮酒。忌用热酒。

治白带如神

风化石灰一两　白茯苓二两

共为细末，水丸，如桐子大。每服三十丸，空心，白滚汤下。

治白带神方

硫黄不拘多少，将豆腐剖中心，入硫黄在内，仍用豆腐盖好。用砂锅一口，底内以草铺好，置豆腐于草上,仍用草盖之。入水煮一日,频频添水,煮豆腐黑而止。取出硫磺,研为细末。再用白芍纸包,水浸湿,火煨,切片为末。各等分,一处和匀,水打面糊为丸,如桐子大。每早空心,服五分,好烧酒送下。服五日,即效。如未愈,每早再加五分,即效。

治血崩血淋神方

美人蕉一大片,锅内炒,存性,为末。黄酒调服,立效。

种子五方

庞夫人,年三十九岁,无子。服此丸十四日,即有孕,后生九子。此方夫妇可同食。

吴茱萸　白附子炒　桂心　人参各四钱　陈皮　茯苓各一两　五味子　石菖蒲各四钱　白芷　白蔹各一两　厚朴　当归各三钱　牛膝　细辛各五钱　乳香二钱　没药八分

药十六味,择壬子日,共合细末,炼蜜为丸,如细小豆大。每早空心,服十五丸。温酒下,不可多服。经尽后三日,连进三服。交合必有孕,不必再服,恐双生也。

妇人种子奇方

寻白毛乌骨鸡一只,要蓬头、绿耳、五爪者佳。生蛋取用一个,以艾五钱,陈黄酒一斤,煎滚五六次。将艾捞出,入前蛋一个,煮老去壳,用细银针刺孔七个。入酒内再煮,以老为度。连酒蛋服之。如经前腹痛者,只饮酒,勿吃蛋。

以上酒蛋,须经前服之。调经、活血、暖子宫,真秘验之奇方也。

种子仙方

用鱼鳔一斤,切碎,以麦麸炒成珠,去麸。黑芝麻一斤,另炒,共为细末。将一半炼蜜为丸,一半米糊为丸。每早,男、妇,和匀,各服五钱,好酒送下。

种子药酒方

核桃肉　黑小豆各八两　圆眼肉四两　当归一两　肉桂三钱　砂仁一两　生地一两　广木香五钱　枸杞一两　麦冬一两,去心　白酒浆　好烧酒各五斤

上药用绢袋盛之,同二酒入坛内,封固月余,随意饮之。

丸药方

鱼鳔胶蛤粉炒,一斤　枸杞子去梗　当归　杜仲盐水炒　牛膝　沙苑蒺藜略炒　核桃肉各八两

共为细末,蜜丸,如桐子大。空心,白滚水下,每服三钱。

验胎并保胎、
转女为男法五方

验胎方

妇人经水不行,已经三月者。

用川芎为末,浓煎艾叶汤,空心,调下二钱。觉腹内微动,则有胎也。脐之下动者,血瘕也。连服三次。全不动者,是血凝滞病也。

治妇人经水过月不来,难明有孕无孕。

好醋煎艾,服半盏后,腹中反痛,是有孕。不痛,是无孕。

转女为男法

凡妇人始觉有孕,即取明雄黄一两,以缝袋盛之,佩于身左,则生下必男。现有以佩小肚下验者。

治妇人三四个月小产,服保胎丸,永不小产。

续断酒炒　杜仲盐水炒,断丝,各半斤

共研末,益母膏丸,如绿豆大,每服三钱。空心,黄酒下,红米汤亦可。

妇人怀胎至三四个月,必堕,不肯服药者。

用四五年老母鸡煮汤,入红壳小黄米,煮粥,食之。不数次,而胎安完固,至满月而生矣。

胎前三十八症

一症　胎前恶阻

其症胎前吐逆,不思饮食,腹内作痛。乃胎气不和,因而恶阻。用和气散,去丁香、木香,一剂而安。

和气散

丁香　甘草_{各三分}　木香　砂仁_{各五分}　陈皮紫苏梗　厚朴　小茴_{各八分}　苍术_{四分}

水煎,加益智、霍香服。

二症　胎前潮热气痛

此症内受热毒。宜用五苓散,二三剂而安。

五苓散方

白术　茯苓　泽泻　猪苓　肉桂　黄芩_{各等分}

水煎服。

三症　胎前发热

此症胎前小腹作痛,口燥喉干。乃受热过多,更伤生冷,阴阳不和。宜用草果汤。

草果汤

川贝　白术　茯苓　青皮　柴胡　黄芩各八分

草果一个　甘草三分

水煎,空心服

四症　胎儿攻心,不知人事

此因过食椒、姜、鸡肉热物,积在胎中。更兼受热、受饥,以致双足乱动,不得安。宜用调中和气散,后用固胜丸,通利母子,即安。

调中和气散

大黄　石膏各一钱　槟榔　枳壳　知母　川连

柴胡各三分　黄蘗五分

水煎,空心服。

固胜丸此丸治孕妇大便闭结不通,双足乱动者,服之。

江子去油,壳,十枚　百草霜等分

共为末,米糊为丸。葱白汤下七丸。此方过霸,不可乱用。

五症　胎前气紧

此症过食生冷,兼有风寒,肺经生痰,气紧。宜用紫苏汤、安胎散。

紫苏汤

紫苏　苏梗　枳实　贝母　大腹皮　知母　当归　石膏_{各八分}　甘草　北五味_{各三分}

水煎,空心服。

安胎散

阿胶　人参　当归　生地_{各一钱}　茯苓　小茴八角_{各八分}　川芎　甘草_{各五分}

水煎,空心服。

六症　胎前咳嗽

苏子　麻黄　知母　苏梗_{各八分}　杏仁　石膏枳实_{各一钱}　甘草　北五味_{各五分}

水煎,空心服。

七症　胎前口鼻流血

此因伤热,致血乱行,恐冲伤胎络。宜用衄血丸凉胎,不可用四物汤。

衄血丸

丹皮　白芍　黄芩　侧柏叶_{炒,各八分}　蒲黄一钱,_{炒黑}

共为末,米糊为丸,滚汤下。

八症　胎前泻痢

此因过食椒、姜、鸡肉、热物,入脾、大肠,火燥必变成痢也。初起一二日,用甘连汤,立效。如泻久,孕妇形瘦,精神少者,母子两亡,不能救也。方见经期三十二症。

九症　胎前漏红,来如经期,一月一至。

此因胎漏。宜用小乌金丸,立效。

小乌金丸方

海金沙煅,三钱　僵蚕　川芎各五钱　苍术四钱厚朴六钱　百草霜五分　防风　当归　小茴各五分侧柏叶五分

共为末,米糊为丸,如桐子大。滚水送下一百丸。

十症　胎前白带

此乃胎气虚弱之故,先用扁豆花酒炒,服后用闭白丸。

闭白丸方

龙骨　牡蛎　海螵蛸　赤石脂各五钱

共煅为末,米糊丸,如桐子大,酒送一百丸。

十一症　胎前赤带漏红,如猪血水不止。

此症其妇精神短少，急用侧柏丸，立效。

侧柏丸方

侧柏叶　黄芩各四两

蜜丸，桐子大，白汤送一百丸。

十二症　胎前气急咳嗽

此症气急动红，咳嗽不止，其红应月期而来，日午心热，人皆作痨症，治不效。宜先用逍遥散退热，后用紫菀汤止嗽而安。二方见月经症第四症。

十三症　胎前动红

此因食饱，跌伤，恶气，血破，如流水不止。急用胶艾汤，止其血。次用安胎散，饮固其胎。但安胎散，强壮者，初起三五日宜服。虚弱者，日久不治。胶艾汤，方见经门二十六症。

安胎散，方见胎前门第五症。

十四症　胎前小便不通

此症名为转脬，用车前八珍汤。

车前八珍汤

白术　茯苓　甘草　当归　熟地各二钱　人参

川芎　白芍　车前子各一钱

水煎,空心服。

十五症　胎前大便不通

此亦名转脬,与前症小便不通同治之。

十六症　胎前小产

有孕三四个月而小产者,若不调治,恐再孕有失。宜用益母丸,服之万无一失。

益母丸方

益母草　当归各四两

蜜丸,桐子大。每早,白滚汤下三钱。

十七症　胎前怔忡

孕妇心常恍惚,遍身发热,乃气血虚弱,受孕不过,宜用朱砂汤。

朱砂汤

朱砂研末　猪心一个

水一盏,煎。调朱砂末,服之效。

十八症　胎前浮肿

此乃血气虚弱所致。忌用通利之药,恐伤胎也。宜用大腹皮汤。

大腹皮汤方

大腹皮 五味皮 青皮 陈皮各一钱

水煎,空心服。

十九症 胎前阴门肿痛

此乃胎不能运动所致。宜用安胎顺血散。此方见第五症。加诃子,水煎七分,服。

二十症 胎前遍身酸懒

此症面色青黄,不思饮食,精神困倦。只因少血不胜,难养胎元。宜用四物汤。

四物汤

当归 熟地各一钱 川芎 白芍各八分

水煎服。

二十一症 胎前下血

看其妇形胜者,三五日间,急投安胎散。若形瘦虚汗出,四肢无力,面色成灰,乃病久矣,不必治也。

二十二症 胎前脚气

此乃下气虚弱,可用生血行气之剂。服乌药顺气散。

乌药顺气散

秦归五钱　川芎一钱　台乌钱半,炒　陈皮一钱
枳壳一钱　桔梗一钱　白芷一钱　麻黄八分　甘草五分

生姜点酒服。

二十三症　胎前中风

其症牙关紧闭,痰涎,不知人事。因多食生冷并
风邪所致。先用黄蜡膏。

黄蜡膏

黄蜡　麻黄　枯矾各等分

为末,溶化,擦牙关。

二十四症　胎前瘫痪

此症胎前手足不能动,乃胃里有痰凝住血气所
致。宜用乌药顺气散,出汗即效。方载二十二症。

二十五症　胎前腰痛

此症乃血脉阴胎不能养肾,以致水枯而腰痛。宜
服猪肾丸。

猪肾丸

猪腰一个

入青盐二钱,焙干为末,蜜丸,如桐子大,空心酒
下五十丸,即愈。

二十六症　胎前头痛

此因风邪入脑,阳气衰也。当用芎芷汤。

芎芷汤

甘草五分　菊花　川芎　白芷　石膏　白芍
茯苓各一钱

姜三片,水煎服。

二十七症　胎前泄泻

此症有四治:春用平胃汤;夏用三和汤;秋用五苓散,减去肉桂加滑石、甘草;冬用理中汤。

二十八症　胎前心痛

用十指散治之。

十指散

草果一个　元胡　没药各八分

酒煎服。

二十九症　胎前忽然倒地

此乃血少不能养胎,母无精神,承胎不住,头昏目暗。不须服药,饮食培补,自愈。

三十症　胎前大便虚急

此乃脾土燥,大肠涩阻。只宜理其脾土,通大肠,不可用硝黄,宜用一枳汤。

一枳汤

枳实二两

水煎,不拘时服。

三十一症　胎前遍身瘙痒

此因有风,不宜服药,用樟脑调酒,遍身擦之。

三十二症　胎前阴门痒甚

此因有孕,房事不节,阳气留畜而作痒。宜用川芷汤。

川芷汤

川椒一两　白芷一两五钱

水煎服。

三十三症　胎前乳肿

此症名为内吹。生寒作热,用皂角散,立安。

皂角散

皂角一条,烧灰,存性

研末,好酒送下。

三十四症　胎前喉痛

此因伤风,咽喉热痛。宜用升麻苏梗汤。

升麻苏梗汤

升麻　苏梗　甘草各八分　防风　元参各一钱

水煎服。

三十五症　胎前消渴

此因血少,三焦火胜而然。宜用四物汤加川檗、生地或六味地黄丸亦可。

三十六症　胎前耳鸣

此肾虚也,宜用猪肾丸。空心,酒下七日,立安。方见前一十五症。

三十七症　胎前潮热不退

此症胎中发热,腹中作疼。孩儿十月满足无妨。若七八个月潮热,母子难保。

三十八症　临产不生

此因水干,孩儿不下。可用益母散,生其水,水泛船行。若生儿不下者死。

益母散方

麝香一分　白芷　当归　滑石各一钱　益母草三钱　肉桂八分

水煎服。

增补胎前二十六症

治胎漏如神

苎麻根去黑皮二两，洗净捣碎，同米煮粥食之，屡验。如下黄水，或如赤豆汁，加白银五两，或银首饰。用水煎服，并治胎动不安。

治一切漏胎，并下血不止，胎气不安，或心腹痛。

当归　川芎各五钱

酒煎，入童便一盏，一服见效。

治胎将坠欲死者

怀生地酒炒，二两　砂仁一两

水、酒各一碗，煎一碗。分作二次服，立效如神。

治胎动下血，腰痛腹痛，抢心困笃者。

葱白十四根，煎浓汁，饮之。未死即安，已死即出，未效再服，或加川芎亦妙。

治胎上攻心

葡萄煎汤，饮之即下。根与藤叶亦可。

治胎堕，压脐不得小便，胀急危困者。用橙一条，搭板门一扇，令患妇仰面倒卧其上，头低脚高，其胎自上，小便即自出。真妙法也。

又方

令老妇人用香油涂手，自产门入，轻轻托起其胎，溺出如注，胀急顿消，妙不可言。

护胎法

凡孕妇，一切热病及内外诸症，恐伤胎孕者。取灶心土为末，用井底泥调敷心下，即无患矣。

凡妇人生子，每患惊风，当于怀孕三月成形之时，服五花汤，永除风患。

五花汤

土红花　靛青花　益母草花　桂花　净银花

以上五花，各阴时收取，阴干存储。每用花各五分，水煎，空心服。隔一二日，再煎一服，如此四五次，能保生子永无惊风。神方也，不可轻视。

加人参五分更妙，如无亦可。

治孕妇从高堕地，腹痛不止。

生地　益母草各二钱　当归　黄芪各一钱，炒

姜水煎服。

治孕妇失堕，以致腹痛下血，胎动不安者。

砂仁去皮，微炒

为末，每服二钱，热酒或米汤下。觉胎热即安。

又方

佛手散服之，亦效如神。

治一切堕伤动胎，腹痛下血。

砂仁三两，于熨斗内炒熟，去皮取仁，为细末。每服三钱，热酒调下。或陈艾煎汤，加盐调服俱效。或鱼胶切片，同鸽粪炒成珠，去粪取珠为末，酒调服三钱。俱效。

治孕妇儿在腹中啼者

取空屋内鼠穴中土一块，令孕妇含之，即安。

治孕妇腹中儿哭

此因孕妇登高举臂，儿口中所含脐带上疙瘩脱落，故此作声。可令妇曲腰就地，如拾物状，则疙瘩仍入儿口，即无患矣。

治孕妇心痛不可忍

盐一撮，炒红，冲酒服。

治孕妇心腹猝痛不可忍者

失笑散服之,神效。

失笑散方

良姜　蒲黄　香附　灵脂半生半炒,各等分

为末,温酒调服。

治孕妇猝然心痛欲死

白术四钱　赤芍三钱　炒黄芩一钱

水煎服。

治孕妇下血不止

鹿角屑　当归各五钱

水三盅,煎盅半,顿服。两服即止。

治孕妇忽然心痛,闷绝欲死者,谓之中恶。

金银花藤叶,煎汤,服之,立效。

治孕妇腰痛,不可忍者

破故纸瓦上炒香,为末

空心,先嚼核桃肉一个,令烂后,以温酒调药末三

钱,服之自效。

治孕妇腰痛如折

大黑豆二合，炒香熟

以酒一碗，煮七分，去豆，空心，顿服。

或因闪挫，或因气滞，皆效。

治孕妇不得小便

滑石末，以车前草捣汁，调敷脐下，水调亦可。

治孕妇患淋，小便热痛而数。

地肤子连茎叶五钱

水四升，煮二升，分三次温服。

或饮鲜汁亦可。

治孕妇下痢赤白灰色，并泄泻腹痛，垂危者。

黑豆二十粒　甘草二寸，半生半炒　大罂粟壳五个，去顶筋，半生半炒

共为末，姜三片，水煎，空心服。

治孕妇中风，口禁，言语不得。

白术一两半　川独活一两　黑豆炒，一合

共合一处，水三升，煎一升半，去渣分四次，温服。口禁者，撬开灌之，得汗即愈。

治胎前产后，一切危急诸症

凡孕妇扑跌，子死腹中，恶露妄行，疼痛不已，口禁欲绝，用佛手散探之。若子死腹中，立刻送下，腹痛即止，子母俱安。

又治临产艰难，胞衣不下，及产后血晕，不省人事，状如中风，血崩，恶露不尽，腹中血刺绞痛，血滞浮肿，血入心经，语言颠倒，如见神鬼，血气相搏，身热头疼，似疟非疟。一切胎前产后危急狼狈垂死等症，并皆治之。丹溪云：催生只用佛手散，最稳而效速。

佛手散

秦归一两，酒洗　川芎七钱

各等分，挫作四服。每服先用水一盏，煎将干，入酒一盏半，煎五七沸，温服。口禁者，撬开灌之。约人行五里许，再灌一服。尽此四服，便立产神效。

如难产，横倒，子死腹中，先用黑豆炒熟，入白水、童便各一盏，用药四钱，煎服。

如胞衣五七日不下，人将垂死，及矮石女子交骨不开者，加龟板及生育过妇人头发，烧灰为末，各三钱，酒调服。产后血崩加白芍。

治妇人胎前产后中风,俱效

古拜散

荆芥穗_{焙燥}

为末,每服二钱,豆淋酒调服。

治胎前吐血,神效方

先服生地汤四贴,后用橄榄汤五六剂。

生地汤方

生地_{三两}　百部_{四钱}　阿胶_{四钱}　白芍_{八钱}　莲肉_{三钱}　川贝母_{六钱}　条芩_{八钱}　山豆根_{去老头一钱,}_{用三钱}

水煎服。

橄榄汤方

生地_{八钱}　百部_{钱半}　白芍　紫菀　元参　川贝_{各一钱}　北五味_{九粒}　山豆根_{八分}　黄芩_{钱半}　石莲_{六分}

橄榄二枚为引,将药入罐内,水煎纸盖不封,用小刀一把压之,只一人于净室中,缄默不言,煽炉缓火而煎。煎好与病人,面向东服。

产后十五症

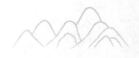

后附产后必要归芎丸方

一症 产后血气痛,遍身发热。

此症产后余血不尽,腹中作痛。当去其余血,其热自退。用红花散方。见经行六症。

二症 产后血尽作痛

此乃腹中虚痛,若有潮亦是虚潮。用四物汤加茴香、乌药、乳香、木香、五灵脂、麦芽入内煎服。四物汤方,见胎前二十症。

三症 产后恶血发热

此症内伤外感,宜服五积散。方见经门二十三症。

四症 产后咳嗽

此症产后伤风变咳嗽,宜用小青龙汤。

小青龙汤

甘草 干姜各五分 五味子三分 杏仁钱半 半夏一钱

姜三片,水煎服。

五症　产后子宫突出

此症用鲤鱼,烧灰存性,研末,清油调擦,即愈。

六症　产后瘕痘突出

此症先用连翘散,后用黄蜡膏,立效。方见胎前二十三症。

连翘散方

连翘　黄芪　瓜蒌根　防风　山栀各一钱　甘草五分

每服三钱,水煎七分,服。

七症　产后一月,恶血重来。

此因产后未满一月,夫妇交媾,摇动骨节,以致血崩不止,昏迷,不知人事。急以金狗散治之。方见前月经门七症。

八症　产后气急

凡产后气急,泄泻不止,烦热口干,乃外热内虚,必死之症,不必治。可用补中健脾之剂。

九症　凡产后舌黑如尘,口干无津液,乃肾欲绝,亦死症不治。

十症　产后谵言,乃恶血攻心,上胜下虚,亦死症也。

十一症　产后吊阴,与经门第十七症同治,即愈。

十二症　产后三四日,瘀血停住作痛。

凡产后瘀血疼痛,经流不止,必还有一子死在腹中未生。急服救母方。

救母方

益母草　艾心各一把　童便　麻油　老酒各一碗

以草、艾二味捣汁半茶碗,将童便等三味冲入二味,再加蜜五匙,调服。瘀血出,疼痛止。如有死儿,亦即出矣。

十三症　胎衣不下

此因身衰,血少,以致干涩不出。宜用芎归汤。更宜审其妇,衣胞在胸膈者,难治。在小腹者,用破灵丹。

如产妇面色青黄,口舌黑,指甲青者,此子死也。

如子死腹中,肚腹必冷,用斩烂丹打下死胎,以救其母。

若面色青黄,指甲红者,其子即生,不可用斩烂丹。失录。

芎归汤

川芎　当归各二钱　益母草一把,取汁

和老酒,煎服。

破灵丹

红花一两　苏木五钱

生酒煎服。

十四症　分娩艰难,产下婴儿不哭若死者。

脐带切莫剪断,宜用灯火缓缓烧断,阳、气两补,
自然母子俱活。

十五症　产后必要归芎丸

此方生产后,煎服一贴。去败血,止腹痛,并除妇
人一切杂症。

归芎丸

当归五钱　川芎　红花　山楂各二钱

水煎八分。产毕上床坐定即与热服。凡孕妇临
月,可即预备,收磁瓶内,勿走药气。则取用甚便,渣
再煎,停一时服。

增补产后十九症

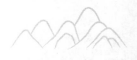

妇人产后血晕，服黑龙丸，神效。

黑龙丸

真琥珀、白茯苓等分

为末，用黑豆一盅，炒焦。以黄酒淬，入锅内，去，入，将酒调，煎服。灌之立醒。

治产后血晕，昏迷欲死者。

急取韭菜根一大把，切碎，入小口罐内，用滚热酸醋泡之，将瓶口与病人鼻孔相对，使其气入患人鼻内，冲透经络，血行即活，神效。

治产后气绝，血晕，腹绞痛。

用干艾、生姜各五钱，煎浓汤，服之，即效。

治产后血气疼痛

益母草二两　归尾　川芎各二钱

清水煎，入童便、老酒各一小盅，温服。

治产后血晕，及中风，目下视，口角与目外嘴向上牵急,四肢强直,不省人事。

用鸡蛋清以荆芥末二三钱,童便一盏,酒醋一盏,调服。良久即活,甚验。

治产后五七日,中风,咬定牙关,不省人事。

桃仁一两　荆芥穗二两

共为末,每服三钱,水一盅,煎八分,温服。须臾便醒,即效。

治产后血胀闷欲死者

苏木五两

煎浓汁服之,血行而愈。经验。

治产后余血攻心,或下血不止,面青身冷。

刺鲜鸡血一盏,饮之,二三服,即效。羊血亦可。

治产后恶血攻心,或胞衣不下,腹中有血块。

锦文大黄一两

为末,好醋三斤,同熬成膏,丸桐子大。每服五丸,酒或醋半盏,化下。

治产后三日,牙关紧急,眼目直视,四肢冰冷。

用干姜炒黑五钱，水煎，入童便一盏，温服，立效。

治产后晕倒，不省人事，眼黑耳鸣，或中风，口吐涎沫，手足瘛疭。

当归　川芎　荆芥穗各等分

水煎，入童便，温服。

治产后大便不通，膨胀气紧，坐卧不安。

用麦芽一合，为末，温酒调服。良久即通，神效。

治产后大小便不通，将危者。

熟地一两

水煎，服愈。

治产后下血

用百草霜三钱，好酒送下。

治产后阴门肿，下脱肠出不收，玉门不闭。

用石灰五升，炒黄，将灰投入水内，候澄清，趁暖洗之，须臾即止，神效。

治产后阴门肿痛。

用蛇床子二三两,煎水频洗,即愈。

治产后阴门肿极,不可忍者。
用桃仁不拘多少,去皮尖,研碎,入泥涂上,即愈。

治产后阴门痒极,不可忍。
用食盐一两,研末,涂之,即愈。

治产后肠中作痒,不可忍。
用针线袋密安所卧褥下,勿令人知。箭镞亦可。

理产回生丹治产后二十症

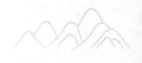

治产后一切诸症，理产回生丹。

理产回生丹

川大黄一个，为末　红花三两，炒黄色，入醋、酒一大壶，煮五六滚，去渣用汁　苏木三两，捶碎，用河水五碗，煎至三碗，去渣用汁　黑豆三斤，用河水五碗，煎至三碗，去渣用汁

先将大黄末，好陈米醋四碗搅匀，文武火熬膏，如此二次，方下前之三汁，一同均合。再以文武火熬成膏，取起。若锅焦，另焙干，为末，入后药在内。

熟地九蒸晒　川芎酒洗　元胡酒炒　香附童便浸，炒　苍术米泔浸，炒　茯苓　蒲黄炒　桃仁去皮　当归酒浸，各一两　三棱醋炒　牛膝醋洗　羌活酒洗　山萸酒洗净，去核　地榆　甘草　白芍酒炒　良姜　莪术醋炒　杏仁去油净，各五钱　人参　牛黄　白术炒　青皮去穰　木瓜各三钱　木香　沉香各二钱　乳香去油，一钱　乌药一两五钱　五灵脂酒淘，炒，五钱上药共为细末，以大黄膏捣，为丸，如弹子大。每服一丸，热酒化下，通。口服，恐冷则凝住，不能行耳。

产后头痛，身热，有汗，为伤风。加桂枝末三分，葱姜汤送下服。

产后头痛，身热，无汗，为伤寒。加麻黄末三分，葱姜汤送下服。

产后无乳，加花粉末，黄连末，归尾末，穿山甲末各三分。热酒化下，不拘时服。令产母自揉乳头十余次。

此丹胎前亦有可治之症，但产后更收全功，将产后之症，开列于后：

一、子死腹中

孕妇染病六七日，经传脏腑，热极，以致子死腹中，坠于脐下，不得分娩。命在须臾，急以此丹服之三丸，即下。

二、难产

缘胎气已成，子食母血，临月足，余血成块，呼为儿枕。临产之时，儿枕先破，及将生时，枕破之血包裹其子，以致难产。若服此丹逐出败血，须臾自生。其横生逆生,可同治之。

三、胎衣不下

分娩既讫,母受其寒,产后血入胎衣中,胀满不下,令人闷胀,饮食不进。急服此丹,逐出衣中恶血,其衣自下。

四、产后血晕,时常眼花见黑者

产后血气未定,还走五脏,奔克于肝,医人不识,呼为胎气。急服此丹,即愈。

五、产后口干心闷

生产三二日后,血气未定,或食面物,面与血结,或聚于心,是以烦渴,不识者,呼为胸膈臃闷。服此丹,百无一失。

六、产后寒热似疟

产后虚羸,血入于脾胃,则寒热,口竭,医人不识,误作疟治,此丹可治。

七、产后四肢浮肿

败血入五脏,传满四肢,不能动运,以致浮肿。不知者,呼为水肿。凡气闭而小便涩,血肿而四肢寒。先服此丹,去其败血后,用利水行气药,即愈。

八、产后血邪如见鬼神,言语颠狂。

产后败血,热极冲心,以致烦躁,言语颠狂,医人不察,呼为邪风,此大误也。急服此丹,即愈。

九、产后失声不语

人心有七孔,因产后败血冲心,流入孔中,为血所闭,以致失声不语,医人不知,呼为脱音失声,宜服此丹。

十、产后泻痢,腹痛。

产妇未满一月,误食生冷、硬酸之物,与血相传,流入大肠,不能克化。或带脓血,或里急后重,以致肠痛不安,服此即愈。

十一、产后百节酸痛,医人不知,呼为湿症。误服别药无效,即服此丹三五丸,去其瘀血,疏通即愈。

十二、产后小肠胀,尿血如鸡肝。

产后调理失宜,欲饮食而不得,兼以怒气所致。

余血流入小肠，闭却水道，是以小便涩结似鸡肝。流入大肠，闭却肛门，以致大便涩难，医人不知，呼为五脏淋漓，损伤心肝，以致瘀血成块，形似鸡肝。殊不知败血流入大肠而致。服此丹三丸，立效。

十三、产后下血如山崩

产后恶露未尽，因误食酸、咸、冷、热之物，以致变为血崩。血漏色如肝样，浑身潮热，背膊拘急，胸腹烦闷，不知者以为崩下。但妇人癸水将至，暴下不止，行期过度，故曰崩漏。产后血气正行，失于保养，以成此疾。急服此丹三四丸，即愈。

十四、产后胸膈气满，呕逆不定

产后血停于脾胃，心气相冲不安，胸膈胀满呕吐，偏多医人不知，呼为翻胃。不知胃口不受饮食，故曰翻胃。若产妇血停于脾，心气相冲而为呕逆，如何谓之翻胃？服此丹二三丸，可愈。

十五、产后咳嗽，寒热往来，心烦口干，睡梦多惊，体虚无力，名曰血闭。腹痛面黄，此最难治也。变为骨蒸，治宜仔细。若服此丹不效，虽卢、扁不能救矣。

十六、产后喉中如蝉鸣,败血冲遏于心,转入肺内,气血结块,喉中作声如蝉鸣,闻之以为怪。产后得此,十难救一。服此丹一丸,或可痊愈。

十七、产后面黄口干,鼻内流血,遍身黑点绕顶者。产后恶露,散入五脏六腑,满溢流于肌肤,散于四肢,热结传送不通,此症甚危,十无一生。急以此丹服之,可保无虞。

十八、产后腰痛如角弓者

产妇百日,方脱产禁。今止半月,贪食快口之物,以致烦热不安,经未调治,亏损疼痛。服此丹,可以求救。

十九、产后小便短涩,大便不通,大肠血少,燥热所结,小便淋漓,乍寒乍热,汗常不脱,如醉如痴,眼花,皆属虚症。此丹服之无危。

二十、产后咳嗽不止

加:人参三分　五味三粒　紫苏叶三片

甜酒一盅,煎七分,送丹一丸。

二十一、室女经闭不通

夫室女与妇人不同，经藏于胞络，渐入子宫，至十二三岁出现，始知人道。苟因或喜或怒，寒温失宜，以致血结不行。且宫中癸水不行，如地之阴而干涸也。室女身中亦就是先天，天一生水，地六成之。先服四物汤三剂，使癸水生宫中。然后以回生丹，引道而疏通之佳。

蓬木末二分　赤芍末二分　花粉末五分　姜黄末五分

醋、酒，煎服，再服回生丹，如是则水火既济，何虑其不通哉？切勿信作瘵治。

诗云：经阴何事月经逢，贪食酸咸误损人，饮食当风凉快处，致其血海凝宫中。华池不开三焦热，咽气喉中心腹疼。神功自有回生药，一服能消百病根。

二十二、月经后来，用回生丹，酒化下即愈。一切生冷酸咸之物，宜忌则百无一失，其效如神。

二十三、胎前产后下血

诗曰：胎妇胎痛原来医，四物汤凑理黄芪，艾叶、阿胶兼熟地，川芎、当归、白芷齐，香附更兼紫苏叶，水煎一服更相宜，世人识得元中妙，妇夫和谐子息滋。

此方神效。

难产十二症

附死胎并胞衣不下

治妇人分娩，并小产死去者，奇验方。

按产后多因身体虚弱，去血过多，接气不来，故此晕死。不察其理，以为真毙，弃而不救，以致误死。须按产妇心胸，有暖气可救。用鲜益母草、艾叶不拘多少，二味采来捣汁，无鲜者即干亦可，须煎汁半酒盅，或半茶盅，再加童便一酒盅，和匀，趁热，扶起用尖刀撬开牙关灌之。即时复甦，随服扶元神药。

扶元神药方

益母草　艾心各十二枚，各长二寸

老酒一碗，黑豆一盅，未生蛋鸡一只，去净毛并肠物，勿令下水，入上四味在内，用麻缚住入瓦罐内，以水一碗半，上用瓦钵盖之，锅内重汤熬熟。先将鸡内酒饮之，然后食肉，连汤吃尽。如此连食三四只，补回元神，即如旧矣。若产妇身浮肿，服之立消。百发百中，功难尽述。

治横生逆产，并治死胎，胞衣不下。

蓖麻子三十粒，研烂，去壳

于产妇头顶上，剃发少许涂之。须臾觉腹中提上，即除去。再于足心涂之，自然顺生。生下即去药，迟则肠出不收。如胞衣不下，只贴足心即下。

治难产，或横，或逆，或血海干涸，以致胎死不下，惶惶无措，死在须臾者。急用皮硝二钱，壮者三钱。若寒天可加大附子，去皮、脐，用二三钱，老酒半盅，童便半盅，入皮硝，煎一二沸，温服，立下。百发百中。

治横生逆产，手足先出者。

其症孕妇欲产时腹痛，不肯舒伸行走，并曲膝眠卧，致儿身不得转，或才转而未顺，用力逼之也。若手先露，急令母仰卧，用细针刺儿手足一二分深，刺三四针，以盐涂之，香油抹之，轻轻送入。儿受痛，惊转，一缩，即正生矣。或足先下，即以盐涂儿足底，搔令知痒，并以盐摩产母腹上，即须生矣。不可任其久下不送，不可妄用催生方药。且手足出，非药可治，又切勿听凶妇，用刀割儿手足，致死腹中，乱搅母腹矣。

治横生逆产，手足先见者

柘树皮不拘多少，用水七八碗，锅内煮熟，连饮二碗，少顷不动，又进一碗，少顷又进，连四五碗。其胎因药气提上,自然转身,顺下矣。先与产母说明,有此好药,绝无为害,不必心慌。

黑神散

治横生逆产,并胎前产后,虚损,月水不止,崩漏等症。

百草霜　白芷

勿见火,共为末,每服二钱。以童便、米醋和如膏,加滚汤调服。或童便、酒浸,煎,连进二服。血见黑即止。此药能涸血,又免血涸,甚妙。

治盘肠生

临产肠先出,然后儿生,其肠不收,甚为危急。用醋半盏,新汲水七分,调匀噀生母面,每噀一缩,三噀尽收,真良方也。

又方

伏龙肝为末,即灶心土,温酒,涂顶上,立收。

治临产破水,三五日不下,将死未绝者。

大鱼鳔三寸,香油浸过,灯上烧之,滴下油入酒中,其灰研末,用酒调服,立下。

治胎死不下,指甲青,舌青,胀闷,口中作粪臭。

苍术_{米泔水浸,炒}　厚朴_{姜汁炒}　陈皮_{各一钱}　灵草_{五分}

用老酒同水各一盏,入朴硝五钱,温服三五服,其胎化血而下。屡验。

治胎死不出,胞衣不下。

用黑豆三合,洗净,炒香熟,入醋一大碗,煎五六滚,去豆取汁,分作三四次服之。再以热手顺摩小腹,其胞即下,胎即出。真仙方也。

治胎衣不下

一妇人胞衣不下,胸腹胀痛,手不敢近,用热酒下失笑散三钱。恶露、胞衣俱下。

治胞衣不下,腹中胀急,此即下,迟则不救。

牛膝　川芎　朴硝　蒲黄_{净,末,各六钱}　当归_{三钱}　桂心_{一钱}

共为末,每服五钱。姜三片,生地三分,水煎冲服。

又方

用冷水入醋少许,噀产妇面,神效。

治胎死腹中

芒硝二钱

童便调服,立下。有一猫孕五子,已生一子,四子死在腹中,用此灌之,即下,立效。

又方

鹿角烧灰,存性

为末,老酒冲服三钱,即下。

又方

鸡蛋三个,去黄取清,入醋少许,搅匀含口中,即下。或嚼葱白,即下。

催生保全母子十三方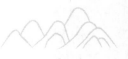

催生保全子母神效方

全归一钱,酒洗　川羌活五分　川芎钱半　贝母去心,二钱　白芍酒炒,一钱二分,冬月用一钱　厚朴姜汁炒,七分　生黄芪八分　甘草五分　荆芥穗八分　枳壳面炒,六分　蕲艾醋炒,七分　菟丝子酒泡,晒干,捻净,二钱五分

引用姜三片,水二盏,煎八分,渣煎六分。预服者空心服。临产者随时服。以上照方逐件炮制,称准分两,无不奇效。

上方专治一切胎产,未产者能安,临产者催生。如有怀孕伤损,不拘月数,及腰腹疼痛,服之即愈。其有见红,势欲小产者,危急之际,一服立愈,再服全安。如有足月而交骨不开,横生逆产,或婴儿死于腹中者,此药服之,立刻即下。每服不过二剂。此方异人传授,因见收生妇人,每每用刀割取,致伤产妇,传此经验奇方,济人无量,无不奇效。

催生易产方

黄蜀葵子,焙干为末,热酒调下二钱,如无子,花

亦可。

死胎不下，红花煎酒调服。

若胎漏，血干难产，痛极者，并进三服，良久胎中气宽，胎滑即生。须见正产方，可服之。

又方

寻路旧草鞋一枚，取梁上旧绳一条，洗净，烧灰，存性，童便和酒调服三钱。单用酒调亦可。屡试有效，奇方也。

又方

用上好蜂蜜调百沸汤，服之，立产。如胞衣不下，仍前服之，即下。

又方

鱼鳔七寸，用香油炒焦，为末，酒调下三钱，神效。

一方

鲜益母草捣汁七合，煎至一半，顿服，立下。如无新草，煎陈草，汤服之，亦下死胎。如有益母草膏更妙。

一方

用活雄鼠肾一对,加麝香三分,捣烂,作三丸,朱砂为衣,滚汤送下,少时即下。其药丸在男左女右手中捻出。

一方

用鼠肾一对,朱砂、麝香各一分半,共捣烂为一丸,白滚汤吞下,即生。不可入妇人手,一丸可用二次。

一方

用乳香同前丸服,俱效。

一方

取高墙上蛇脱一条,头向下者,焙干,为末,加麝香三厘,以乳调膏,贴脐眼,即下。将膏即去,不可久贴。

一方

蛇脱火煅,为末,五分　巴豆一粒　蓖麻子三粒　麝香一分

同捶饼,临产贴脐上,即下。并治死胎。

一方

蝉脱　蛇脱　小儿头发各等分,烧灰,存性

为末,每用五分,黄酒调服,立下。

一方

取东向槐条三根,当腹痛紧时,折来交产妇,两手
紧紧捻住,即下。

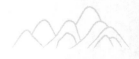

妇人阴户八症

治妇人阴肿如石，痛不可忍，二便不利。

用枳实　陈皮各四两

炒令香熟，以绢袋盛之，周身上下及阴肿处，频频熨之，冷则又换。至喉中觉枳实气，则痛止肿消，二便俱利矣。或单用枳实一味，炒熨亦可。

治妇人阴硬痛不可忍

用丝绢烧灰，为末，调青鱼胆，以鸭毛蘸搽，自愈。无青鱼，鲫鱼亦可。

治妇人阴翻，出流黄水。

棉茧烧灰，为末，酒调鸭毛，搽之，即愈。

治妇人阴肿作痒

煮蒜汤洗之，盐搽亦可。或杏仁烧灰，绵裹纳阴户中，效。或猪肝烧熟，乘热纳阴户中，俱效。

治妇人阴痒难忍

蛇床子　白矾

二味煎汤,洗之,即愈。

治阴户生疮,痛痒难忍。

此因欲事烦多,损其真阴之气故也。以硫黄同白矾泡汤,洗之。三五次后,再用杏仁烧灰,麻油调搽,即愈。

治妇人阴疮。

用枯矾　五味子　皂角等分

共烧灰,为末,搽之。或桃叶捣烂,绵裹纳入阴户中,亦效。或搽鲫鱼胆,杀虫止痛,亦效。

又方

杏仁不拘多少,烧灰,存性

加麝香少许为细末。如疮口深,用绢袋满盛药,扎口炙热,塞在阴户,立愈。

治妇人阴挺出下脱方

蛇床子五两　乌梅十四个

水五升,去渣,煎热洗之。每日夜三五次,极妙。

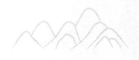

乳门十六症

治妇人产后无乳,服涌泉丸,神效。

漏芦　花粉各一两　穿山甲炒黑,五钱　当归三两
川芎五钱　白芍酒炒,一两五钱　人参一钱　生地一两五钱

　　共为末,炼蜜丸,如桐子大,每服三丸,早晚黄
酒下。

　　涌泉汤方

　　治无乳

　　王不留行三钱　穿山甲二钱,炒焦　归身　花粉各
钱半　木通　灵草各一钱

　　共研末,用猪蹄汤一盅,调服。其乳立通。

　　治乳少

　　通根草捶碎,三两

　　猪蹄二枚,共煮烂,去药,饮酒吃蹄,外用葱汤洗
乳,即效。又盐炒芝麻,常食亦效。

　　治乳不通

　　屋上瓦松　牛膝　归尾各等分

焙,存性,为末好酒调服,日进三五次,即通。

又方

老丝瓜　莲子等分,烧存性

共为末,酒送,出汗,亦效。

治妇人奶花

葛根　地瓜根等分

共为末,米泔水洗净,搽之,即效。

治乳吹无乳者

红枣去核七枚,每枚入鼠屎一粒,烧灰,存性,为末。入麝香一厘,温酒调服。

治吹乳肿痛。

生半夏一个

同葱白捣为丸,用绵裹。如患在左乳则塞右鼻,患右乳则塞左鼻。一夜即消,极效。

治奶吹奶结经验方

瓜蒌一个,碎　荆芥　花粉　银花各一钱　当归二钱　甘草八分

黄酒、水各一碗,共煎一碗,温服。

治奶风并奶上各症

用羊角一个,煅,存性,研末。酒冲服,立效。

治乳痈,未结即散,已结即溃,极痛,不可忍者,服之止痛。因小儿吹乳变成斯疾者,并治。

陈皮去白

干面炒黄,为末,一两　麝香一分,研匀,酒调下二钱。盖被出汗,即愈。

瓜蒌散

治乳痈已成,化脓为水,未成即治。

治乳之方,最多惟此,极效。并治瘰疬疮毒,一切痈疽肿毒。

瓜蒌连子二个,同研细　生粉草　当归各五钱　乳香　没药各一钱

老酒三碗,煎二碗,分三次服。仍以渣敷患处。

治一切乳吹乳痈验方

用胡芦巴五钱,入羊肠内煮烂,对中切开,倒出再用净水煎汤,服之。立效如神。

治乳痈溃烂,经年不愈,将见脏腑,只有一膜。

鼠粪以光者佳,土楝子经霜者佳,川楝不可用。露蜂房各三钱,俱煅,存性,研净末,和匀,每服三钱,酒下。闲两日用一服,其痛即止。不数日,脓尽,即生肌收口,神效。

治乳痈乳吹,登时立消

用葱连根捣烂,厚敷患处,以瓦器盛火熨葱,使蒸热出汗,即愈。

又方

韭菜地蚯蚓粪一钱,葱子一钱,共为末,米醋调敷,干则易之,以愈为度。

治乳头破裂

检秋茄子裂开者,阴干,烧,存性,为末,水调敷之,立愈。

治妇人乳头生疮,汗出,疼痛不可忍者。

鹿角三分　甘草一分

共为末,以鸡蛋黄和之,入铜器内,于温处炙热,敷之。每日两次,神效。

治乳痈初起

芝麻炒黑,为末,调油。并灯内宿油,调敷,立效。

妇人肚肠生痈，
足指生疮三方

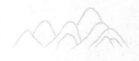

妇人内毒

腹痛如刀割，每痛至死，不敢着手，六脉洪数，此肠痈毒也。

用：穿山甲土炒,研　白芷　贝母去心　僵蚕　大黄等分

水煎服，打下脓血自小便中出，即愈。忌煎炒热物。

治肠痈、肚痈，一切诸症

木瓜　白芷　金银花　羌活　连翘　苍术　甘草节各一钱　生地　贝母　牛膝　荆芥各二钱　当归五钱

好黄酒，空心，煎服。

治妇人足指生疮，久而不愈者。
用男子头垢泥和桐油，敷之，即效。

方剂索引